Laura Gomboc

Wie schädlich ist Zucker für Körper und Geist?

Bibliografische Information der Deutschen Nationalbibliothek:

Die Deutsche Nationalbibliothek verzeichnet diese Publikation in der Deutschen Nationalbibliografie; detaillierte bibliografische Daten sind im Internet über http://dnb.d-nb.de abrufbar.

Impressum:

Copyright © Science Factory 2020

Ein Imprint der GRIN Publishing GmbH, München

Druck und Bindung: Books on Demand GmbH, Norderstedt, Germany

Covergestaltung: GRIN Publishing GmbH

Inhaltsverzeichnis

Abstract

Die vorliegende Bachelorarbeit beschäftigt sich mit der Frage, welche körperlichen und geistigen Auswirkungen die Aufnahme von Zucker in der menschlichen Ernährung mit sich bringt.

Diese wissenschaftliche Arbeit richtet sich an alle Menschen, die Zucker in mehr oder weniger großen Mengen zu sich nehmen, gesundheitliche Probleme oder Übergewicht haben oder sich präventiv für ihre Gesundheit einsetzen möchten. Auch Eltern und besonders Lehrpersonen können durch das Kapitel über die Auswirkungen auf Kinder – besonders in Bezug auf die Schule – nützliches Wissen durch die Lektüre erlangen.

Zuerst werden chemische und ernährungsphysiologische Grundlagen zum Thema Zucker vermittelt, die für das Verständnis des Stoffwechsels und den Auswirkungen notwendig sind. Mit der Wirkungsweise des Stoffes im Gehirn wird auch das Suchtpotential des Zuckers näher beschrieben und auch auf die Besonderheiten von Fruktose wird in diesem Kapitel hingewiesen.

Das erste Hauptkapitel beschäftigt sich mit den gesundheitlich positiv zu bewertenden Auswirkungen von Zucker. Dass Zucker auch von Nutzen ist, zeigen die Erläuterungen über die Energiebereitstellung und die daraus resultierende körperliche sowie geistige Leistungsfähigkeit. Außerdem stehen emotionale Wirkungen wie der Stressabbau und die Ausschüttung von Glückshormonen in diesem Kapitel im Vordergrund. Anschließend werden die negativen Effekte näher beschrieben. Zu diesen gehören Übergewicht, Krebs, Diabetes, Herzkreislauferkrankungen und andere Zivilisationskrankheiten sowie

Karies. Auch wie sich Zucker auf die Fruchtbarkeit auswirkt, wird thematisiert.

Kapitel 4 befasst sich mit der Frage, wie sich Zucker explizit auf Kinder und Jugendliche und deren schulische Leistungsfähigkeit und ihre Entwicklung auswirkt. Abschließend werden Empfehlungen für den Zuckerkonsum ausgesprochen und mit den tatsächlichen Verzehrmengen in Beziehung gesetzt.

Tabellenverzeichnis

1 Einleitung

„Zucker macht mir Angst."

(Cantley, 2011, zitiert nach Kast, 2019, S.111).

Dieses Zitat vom US-amerikanischen Krebsforscher Lewis C. Cantley aus dem 2011 veröffentlichen Artikel „Is Sugar Toxic?" im New York Times Magazin, verdeutlicht, dass die süße und schmackhafte Zutat von leckeren Mehlspeisen und Süßigkeiten eher weniger süße und schmackhafte Auswirkungen auf uns Menschen haben kann.

„Zucker macht mir Angst." – Fast alle ernährungsassoziierten Erkrankungen inklusive Herz-Kreislauferkrankungen, Diabetes und Krebs korrelieren mit hohem Zuckerkonsum. Diese Krankheiten sind in der westlichen Welt für die meisten Todesfälle verantwortlich (Kast, 2019, S.111).

„Zucker macht mir Angst." – Das erhöhte Suchtpotential, das vernünftige Menschen, die über die Gefährlichkeit des Zuckers Bescheid wissen, dazu bringt, immer mehr davon zu konsumieren, ist angsteinflößend. Zucker scheint unseren Verstand zu manipulieren.

„Zucker macht mir Angst." – Zwar macht viele Menschen ein Stück Schokolade kurzfristig glücklich, doch langfristig hat Zucker auf die Psyche und das Nervensystem eine negative Auswirkung. Demenz, Depressionen sowie eine eingeschränkte geistige Leistungsfähigkeit stehen in Zusammenhang mit dem „süßen Gift".

„Zucker macht mir Angst." – Auch die Kinder, die häufig eine besonders hohe Zuckerdosis konsumieren, leiden unter den Auswirkungen. Vermutungen: Die schulische Leistungsfähigkeit sinkt, das

1

Vorkommen von ADHS steigt und die körperliche sowie geistige Entwicklung hinkt hinterher (Mosetter, Simon, Cavelius, & Ilies, 2016, S. 65f.).

„Zucker macht mir Angst." – Wir wissen schon vieles über die Auswirkungen von Zucker, jedoch ist das Forschungsfeld immer noch weit und steckt voller ungeklärter Fragen.

Zucker macht nun auch mir Angst. Diese Bachelorarbeit steckt voller Erkenntnisse über die Verstoffwechselung von Zucker, dessen Suchtpotential sowie die positiven und vorwiegend negativen Auswirkungen auf den menschlichen Körper. In Bezugnahme auf spezifische Krankheitsbilder wurde der massive gesundheitsschädigende Einfluss von Zucker sehr deutlich und auch die Effekte auf Kinder und deren Leistungsfähigkeit zeigen, dass es durchaus berechtigt ist, Angst vor Zucker zu haben.

Da auch ich selbst im Zuge meines Studiums von „Ernährung und Haushalt" als Studienfach für das Lehramt der Sekundarstufe immer wieder auf die Bedeutung von Zucker in der Ernährung aufmerksam wurde, beschloss ich dieses heiß diskutierte Thema im Zuge meiner Bachelorarbeit näher zu beleuchten. Als Methode eignete sich eine Literaturarbeit am besten, die auf ausgiebig recherchierten Fachzeitschriften, Büchern und Herausgaben von Fachgesellschaften basierte.

Die konkreten Forschungsfragen, die es im Laufe dieser Bachelorarbeiten mittels Recherchen zu beantworten galt, lauten:

- Macht Zucker süchtig?
- Welche positiven Auswirkungen hat Zucker auf den Körper?
- Welche negativen Auswirkungen hat Zucker auf den Körper?
- Welche Auswirkungen hat Zucker explizit im Kinder- und Jugendalter unter der besonderen Berücksichtigung der schulischen Leistungsfähigkeit?
- Ergänzend dazu war es mir schlussendlich wichtig, eine konkrete Empfehlung für die tägliche Zuckerzufuhr zu formulieren und diese dem tatsächlichen Zuckerkonsum gegenüberzustellen, um die theoretischen Erkenntnisse mit der alltäglichen Praxis in Relation zu setzen.

2 Arten von Zucker

Bei der Erwähnung von Zucker wird meistens an die Saccharose, den klassischen Haushaltszucker gedacht, der in großen Mengen in Süßigkeiten und Backwaren enthalten ist. Jedoch findet sich Zucker per definitionem auch in unverarbeiteten auf Getreide basierenden Nahrungsmitteln wie Reis, Nudeln, Kartoffeln und Brot. Der Zucker in diesen Produkten liegt in Form von Stärke vor.

2.1 Aufbau und Einteilung von Zuckerarten

Es gibt mehrere Arten von Zucker, wobei unter Einfach-, Zweifach- und Vielfachzucker unterschieden wird. Während in den Süßigkeiten hauptsächlich Einfachzucker steckt, ist die Stärke in Getreide ein Vielfachzucker. Ausschlaggeben ist dieser Unterschied für das Geschmackserlebnis aber auch für die Verstoffwechselung im menschlichen Körper.

Die chemische Grundlage jeder Zuckerart ist das Zuckermolekül, das als Baustein für die Zuckerkonstellationen dient. Während Einfachzucker aus nur einem Zuckermolekül besteht, hängen bei einem Zweifachzucker zwei und bei einem Vielfachzucker mehrere Zuckermoleküle als Kette aneinander.

Die Verkettung der Zuckermoleküle gibt Auskunft über den Geschmack des jeweiligen Nahrungsmittels. Je länger die Kette an Zuckermolekülen ist, desto weniger süß ist ihr jeweiliger Geschmack (Coy, 2019, S. 9). Dies erklärt, warum Süßwaren mit Einfachzuckern als sehr süß im Geschmack empfunden werden, während beispielsweise Brot, welches Vielfachzucker enthält, nicht primär süß schmeckt. Letztendlich werden jedoch alle Zuckerketten in die einzelnen Zuckermoleküle aufgespalten, was einerseits bei der Verdauung im Darm passiert, andererseits jedoch bereits durch das Zerkleinern der Nahrung im Mund eingeleitet wird. Ein bekanntes Experiment zum Erproben dieser chemischen Eigenschaft sieht das sehr lange Kauen von Brot vor, da durch die Zerteilung des Vielfachzuckers in einzelne Zuckermoleküle der süße Geschmack erkennbar wird.

Alle Arten von Zucker werden gesamt als Kohlenhydrate bezeichnet und je nach chemischer Struktur wie folgt unterteilt (Coy, 2019, S. 11):

- Zu den Einfachzuckern, auch Monosaccharide genannt, die nur aus einem Zuckermolekül bestehen, gehören Glukose (Traubenzucker), Fruktose (Fruchtzucker) und Galaktose (Schleimzucker). Diese Zuckerarten sind die Grundbausteine für alle weiteren Zuckerarten.

- Unter Disacchariden versteht man Zweifachzucker, die aus zwei Einfachzuckern bestehen, wobei diese unterschiedlich kombiniert auftreten. Dazu gehören Laktose (Milchzucker), Maltose (Malzzucker), Saccharose (Rohr- oder Rübenzucker), Isomaltose und Trehalose.

- Mehrfachzucker (Oligosaccharide) bestehen aus drei bis höchstens neun aneinander geketteten Zuckermolekülen.

- Wenn mindestens zehn Zuckermoleküle aneinanderhängen, spricht man von Vielfachzuckern (Polysaccharide).

Je nach Herstellungsart und Verarbeitung werden verschiedene Zuckersorten für die weitere Produktion von Lebensmitteln verwendet. Zu den bekanntesten Namen gehören Rohzucker, Rohrzuckermelasse, Glukosesirup, Invertzucker, Maltodextrin und Malzextrakt. Anzumerken ist dabei, dass alle Zuckersorten nach dem Verzehr im menschlichen Körper die gleichen Auswirkungen haben und dieselben Risiken bergen wie reiner Haushaltszucker (Schlieper, 2017, S. 47).

2.2 Verstoffwechselung von Zucker

Nicht nur auf den Geschmack des Nahrungsmittels hat die chemische Struktur der Zuckerarten einen Einfluss, sondern auch die Verstoffwechselung im Körper ist abhängig davon, wie viele Zuckermoleküle aneinanderhängen – was letztendlich dazu führt, dass nicht jeder Zucker gleich im Körper wirkt.

Um in die Zellen zu gelangen, wird der Zucker zunächst über die Darmschleimhaut in den Blutkreislauf aufgenommen. Dieser Prozess geht schneller, je kürzer die Kette der Zuckermoleküle ist. Einfachzucker gelangen daher sehr rasch ins Blut. Dazu kommt, dass Zucker in Flüssigkeiten nach der Aufnahme viel schneller ins Blut gelangt, da sich die Flüssigkeit nur kurz im Magen aufhält und rascher in den Dünndarm und somit durch die Dünndarmwand ins Blut gelangt (Kast, 2018, S. 121).

Bereits bei der Verstoffwechselung des Zuckers tritt der erste gesundheitlich bedenkliche Effekt des Zuckerkonsums auf. Da Zucker im Gegensatz zu Fett sehr reaktionsfreudig ist geht er gerne Verknüpfungen mit Eiweißstrukturen eingeht, die daraufhin zerstört werden. Auch im Blut findet dieser Prozess statt – die Zuckermoleküle reagieren mit den Bluteiweißen und anderen Zellbestandteilen, wodurch gewisse Reaktionsprodukte namens Advanced Glycation Endproducts entstehen. Diese AGEs wirken nicht nur entzündungsfördernd, sondern beschleunigen gleichzeitig den Alterungsprozess der Zelle (Coy, 2019, S. 25).

Um diese Schädigung der Bluteiweiße und der Gefäßwände durch die Zucker so gering wie möglich zu halten, besitzt der menschliche Körper gewisse Regulierungsmaßnahmen, die dafür sorgen, dass der Blutzuckerspiegel nach der Kohlenhydrataufnahme wieder gesenkt wird. Die Sensoren, die ständig den Blutzuckerspiegel messen, senden ein Signal, sobald sich dieser über der Normalkonzentration von 80 bis 120 Milligramm Glukose pro 100 Milliliter Blut befindet. Daraufhin schütten die Betazellen der Bauchspeicheldrüse das Hormon Insulin aus, das sich im Körper verteilt und an den Zellrezeptoren dafür sorgt, dass diese Zellen den Zucker aus dem Blut aufnehmen. Innerhalb der Zellen werden die Zuckermoleküle dann entweder im Zuckerspeicher aufbewahrt, in Fett umgewandelt oder von den Mitochondrien in Energie umgewandelt wird (Coy, 2019, S. 26).

Ein hoher Insulinspiegel, welcher aufgrund des erhöhten Blutzuckers nach der Kohlenhydratzufuhr entsteht, bringt jedoch auch Nachteile mit sich. Insulin gilt als Masthormon, das dafür sorgt, dass Körpersubstanz aufgebaut wird und die bereits vorhandenen Fettreserven weitestgehend unangetastet bleiben. Ein ständig erhöhter Insulinspiegel wird somit stark mit der Entstehung von Übergewicht in Verbindung gebracht (Caven, 2016, S. 81). Außerdem wird mit einem höheren Insulinspiegel ein größerer Anteil der zugeführten Energie im Fettgewebe eingelagert, was die Entstehung von Übergewicht begünstigt (Grimm, Die Kalorienlüge. Wie uns die Nahrungsindustrie dick macht, 2015, S. 102f.).

Bei der Verstoffwechselung von Kohlenhydraten allgemein und daher auch von Zucker tritt außerdem eine anti-ketogene Wirkung ein. Dies bedeutet, dass keine Ketonkörper im menschlichen Organismus entstehen, was ein Grund für die Anpreisung einer ketogenen (kohlenhydratfreien) Diät zur Gewichtsreduktion war. Wenn keine oder kaum Kohlenhydrate verzehrt werden, führt dies zu einer Steigerung es Fettabbaus aus den körpereigenen Speichern. Langfristig ist diese Form der Ernährung jedoch nicht zu empfehlen, da sie aufgrund des hohen Fettkonsums mit erhöhten Blutfettwerten und wegen der hohen Proteinaufnahme mit Nierenschäden und Gicht korreliert. Zudem droht im schlimmsten Fall eine lebensbedrohliche Ketoazidose, die eine sehr gefährliche Elektrolytverschiebung im menschlichen Organismus ist (Elmadfa, 2019, S. 79f.). Eine komplett kohlenhydratfreie Ernährungsform ist aus gesundheitlicher Sicht daher nicht zu befürworten.

2.3 Zucker als Suchtmittel

Dass Zucker süchtig machen kann, ist nicht nur ein subjektives Empfinden mancher Menschen, sondern hat auch wissenschaftliche Hintergründe. Wie oftmals in diesem Bereich wurden auch zum Suchtpotential des Zuckers Experimente mit Ratten durchgeführt. Nach einer verstärkten und regelmäßigen Gabe von Zucker wurde diese abgesetzt, was mit heftigen Entzugserscheinungen wie Zittern und ängstlichem Verhalten bei den Ratten endete. Als sie nun wieder Zucker zur Verfügung gestellt bekamen, aßen sie davon mehr denn je

(Baumann, 2019, S. 6). Dabei lassen sich durchaus Parallelen zum menschlichen Zuckerkonsum feststellen.

Die Bezeichnung und Kategorisierung von Zucker als Suchtmittel und wird durch Einbeziehung der folgenden Kriterien gerechtfertigt (Lustig, 2016, S. 80ff.):

- **Toleranzentwicklung:** Die Dosis zur Erzielung der gleichen Wirkung im Belohnungssystem muss immer weiter gesteigert werden, da die Gewöhnungseffekte dazu führen, dass die gleichbleibende Dosis zu keiner langfristigen Bedürfnisbefriedigung führen würde.

- **Entzugssymptome:** Körperliche aber auch psychische Symptome entstehen bei Zuckerentzug aufgrund der schlechteren Besetzung der Dopamin-D2-Rezeptoren. Zu den verbreitetsten Symptomen gehören Zittern, Niedergeschlagenheit, Unruhe und Schwermut.

- **Exzessive Nutzung:** Das Suchtmittel wird in einer größeren Menge oder auch über einen längeren Zeitraum hinweg konsumiert, als dies geplant war. Die bekannteste Ausprägung davon ist das Weiteressen, obwohl schon Sättigung signalisiert wird, was besonders bei zuckerhaltigen Speisen praktiziert wird.

- **Der Wunsch oder Versuche, den Gebrauch zu verringern oder ganz darauf zu verzichten:** Besonders zuckerhaltige Lebensmittel werden bei Diäten zur Gewichtsreduktion ausgeschlossen oder stehen im Mittelpunkt, wenn es um das Fasten oder um eine gesunde Ernährungsumstellung geht. Häufig gehen diese Vorhaben jedoch mit Misserfolgen einher.

- **Substanzverlangen oder -beschaffung:** Der ausgeprägte Drang, sich zuckerhaltige Lebensmittel zu beschaffen und diese zu verspeisen, hängt mit der Dopamin-Signalübertragung im Gehirn zusammen. Alleine die Beschaffung des Suchtmittels hat einen befriedigenden Effekt.

- **Beeinträchtigung des Lebens:** Hierbei können sowohl berufliche als auch gesellschaftliche oder Freizeitaktivitäten negativ vom Zuckerkonsum beeinträchtigt werden. Übergewicht sowie die Krankheiten, die mit Zuckerkonsum in Verbindung gebracht werden, verringern die Lebensqualität der Menschen in vielen Bereichen.

- **Kontrollverlust:** Obwohl die Erkenntnis, dass der Zuckerkonsum ein problematisches Verhalten ist bereits vorhanden ist, können viele Betroffene nicht damit aufhören. Auch nach Diagnose von Folgeerkrankungen durch den ungesunden Lebensstil sind viele Menschen in ihrer Abhängigkeit nicht in der Lage, etwas zu ändern.

Anhand dieser Kriterien lässt sich dem Zuckerkonsum ein erhebliches Suchtpotential zuweisen, welches erklärt, dass viele Menschen mehr Zucker zu sich nehmen, als sie wollen und als ihnen guttut, obwohl die gesundheitlichen Konsequenzen von Zucker in der Nahrung weitestgehend bekannt sind.

Zwar trägt Zucker erhebliches Suchtpotential in sich, jedoch kann er trotzdem nicht als Droge bezeichnet werden. Das Verlangen nach Essen im Allgemeinen ist im Normalfall nicht von der Abhängigkeit induziert, wie es beispielsweise bei Heroin der Fall ist, sondern das Verlangen nach Essen ist ein überlebensnotwendiger und ange-

borener Trieb, der natürlich und erstmals nicht bedenklich ist
(Klotter & Endres, 2015, S. 6).

Das Suchtpotential von Zucker wurde auch durch andere Methoden
mehrmals bestätigt: beispielsweise wurde durch ein bildgebendes
Verfahren gezeigt, dass die Gehirne von Adipösen auf Bilder von
zuckrigen Nahrungsmitteln viel stärker reagierten als auf Bilder von
Gemüse, wobei das Suchtzentrum im Gehirn dabei besonders intensiv aktiviert wurde. Bei Normalgewichtigen konnten keine so starken
Reaktionen nachgewiesen werden (Mosetter, Simon, Cavelius, &
Ilies, 2016, S. 47). Auch die Ausschüttung von Glückshormonen und
die Aktivierung des Belohnungszentrums im Gehirn tragen zu diesem Effekt bei. Besonders spannend ist auch, dass das Belohnungszentrum des Gehirns beim reinen Anblick von süßen Speisen bei
Übergewichtigen deutlich stärker reagiert als bei Normalgewichtigen, was darauf hinweist, dass das Gehirn während der Entstehung
von Übergewichtig gewissermaßen umstrukturiert wird (Hofmann,
2015, S. 322).

Nach dieser Feststellung müssen auch Initiativen zur Reduktion des
menschlichen Zuckerkonsums differenziert betrachtet werden und
der Zuckerkonsum bei einigen nicht mehr als rational steuerbare
Handlung angesehen werden kann. Bei bereits von der Sucht betroffenen Menschen ist davon auszugehen, dass die reine Information über die Risiken von einem hohen Zuckerkonsum nur wenig
Wirkung zeigen wird, sondern andere therapeutische Maßnahmen
ergriffen werden müssen. Diese Umstellungsphase kann durchaus
als nicht leicht bewältigbar erwartet werden. Dennoch gilt die gesellschaftliche Aufklärung über die negativen Auswirkungen von Zuckerkonsum als erster Schritt in einen gesünderen –

zuckerreduzierten – Lebensstil. Auch politische Maßnahmen wie die Einführung einer Zuckersteuer, wie sie in manchen Ländern bereits diskutiert beziehungsweise gar umgesetzt wurde und beispielsweise wie in Mexiko in sinkendem Absatz von zuckerhaltigen Getränken resultierte (Baumann, 2019, S. 7), kann auf politischer Ebene einen extrinsischen Beitrag zur Besserung leisten.

2.4 Fruktose – eine besondere Gefahr

Fruktose kommt in der Natur immer in Kombination mit Glukose vor, auch in Früchten und Honig findet man entgegen der Erwartungen beide Stoffe, jedoch wird Fruktose in der Lebensmittelindustrie auch als Monozutat verwendet.

Fruktose wird laut diverser Studien als hauptverantwortlich für das metabolische Syndrom angesehen. Da die Fruktose fast ausschließlich in der Leber verstoffwechselt wird, im Gegensatz zur Glukose, die nur zu einem kleinen Teil in der Leber endet, kann eine Insulinresistenz der Leber entstehen, die letztendlich zu Übergewicht und Diabetes Typ 2 führen kann. Fruktose wird auch als hauptverantwortlich in der epidemischen Entstehung von nichtalkoholischen Fettlebern in der westlichen Gesellschaft angesehen, wobei hierbei besonders die künstlich zugesetzte und somit reine Fruktose als Problem betrachtet wird. Die Auswirkungen einer nichtalkoholischen und der alkoholischen Fettleber sind ident, was den Vergleich von Alkohol mit Zucker (insbesondere Fruktose) unterstützt (Lustig, 2016, S. 159ff).

Die verzehrte Fruktose wird also zu einem größeren Teil als Fett gespeichert und nicht zur Energiegewinnung genutzt. Dieses Phänomen erklärt der Krebsforscher Lewis Cantley mit der Theorie, dass Früchte immer am Ende der Wachstumssaison reif wurden und danach für eine längere Zeit nur mehr wenig Nahrung zur Verfügung stand, weswegen die Fruktose hochgradig als Fett eingespeichert wurde, was sich bis heute gut gehalten haben könnte. In diesem Zusammenhang wird außerdem vermutet, dass Fruktose den ganzen Körper in einen Art Energiesparmodus versetzt, sodass weniger Energie verbraucht und mehr Fett eingelagert wird, was einen normalerweise bevorstehenden nahrungsarmen Winter bewältigbar machen würde (Kast, 2018, S. 117).

Fruktose wird bei größeren verzehrten Mengen, wie es beispielsweise durch den regelmäßigen Genuss von Limonaden und industriell gesüßten Getränken zustande kommt, außerdem mit einem verringerten Ausstoß an Leptin in Verbindung gebracht. Leptin ist das Hormon, das dem Gehirn Sättigung signalisiert und stellt den Gegenspieler von Ghrelin dar, das für Hunger und Lust auf Nahrung sorgt. In Studien wurde nachgewiesen, dass Fruktose den Leptinausstoß stärker drosselt und gleichzeitig den Ghrelinausstoß mehr anregt als Glukose. (Grimm, 2015, S. 162f.) Fruktose macht den Menschen in größeren Mengen sozusagen „taub" für Sättigungssignale, was in weiterer Folge die perfekte Ausgangslage für eine erhöhte Kalorienzufuhr, Übergewicht und dessen Folgeerkrankungen ist.

3 Gesundheitliche Effekte des Zuckers auf den Körper

In den letzten Jahren ist der Konsum von Zucker sehr in Verruf geraten, was seine gesundheitlichen Auswirkungen betrifft. Nicht nur die seit Jahren expandierende Übergewichts-Epidemie in den westlichen Ländern wird hauptsächlich dem hohen Zuckerkonsum in Kombination mit Inaktivität und genereller Überernährung zugeschrieben, sondern auch viele andere Erkrankungen werden immer häufiger mit einer zu hohen Verzehrmenge an Zucker in Verbindung gebracht. Manchmal wird aus medialer Hand auch der Eindruck vermittelt, Zucker sei der „Sündenbock" für alle ernährungsassoziierten Erkrankungen. Dass der Einfluss von Zucker auf die menschliche Gesundheit generell als eher negativ bezeichnet werden kann, wird in diesem Kapitel ausführlicher erklärt und mit Bezug auf spezifische Erkrankungen genauer erläutert.

3.1 Positive Auswirkungen

Zwar stehen in der öffentlichen Diskussion die Zusammenhänge zwischen Zucker und langfristigen negativen Auswirkungen auf die menschliche Gesundheit meist im Mittelpunkt, jedoch sollten auch die positiven Auswirkungen von Zucker nicht unerwähnt bleiben. Viele Menschen kennen das gute Gefühl, das der Genuss von einem Stück Schokolade oder einer anderen zuckrigen Speise auslöst – genau dieses Glücksgefühl sowie auch die Auswirkungen auf die körperliche und geistige Leistungsfähigkeit durch Zucker werden in diesem Kapitel thematisiert – abseits von dramatischen gesundheitsschädigenden Effekten.

3.1.1 Geistige Leistungsfähigkeit

Das Gehirn verwendet hauptsächlich Zucker zur Energiegewinnung und zwar sowohl tagsüber als auch nachts. Nicht nur die geistige Leistungsfähigkeit und die Konzentrationsfähigkeit profitieren von der Zuckeraufnahme oder dem Vorhandensein von gefüllten Glykogenspeichern. Auch für sämtliche Steuerungsprozesse, die im Gehirn ständig ablaufen, werden Zuckermoleküle benötigt.

Diese „Abhängigkeit" des Gehirns von Kohlenhydraten kann dennoch nicht als Rechtfertigung für zuckerhaltige Lebensmittel als „Nervennahrung" in geistig anstrengenden Phasen verwendet werden. Das Gehirn benötigt laut Empfehlungen der DGE etwa 140g Kohlenhydrate pro Tag, jedoch sollten diese nicht primär aus Zucker stammen und zweitens ist das Gehirn auch in der Lage in längeren Fastenphasen Ketonkörper zur Energiegewinnung zu nutzen (Hofmann, 2015, S. 322).

Um dem Körper die Relevanz von Zucker für das Gehirn und somit für die Steuerung aller Körperfunktionen zu signalisieren, gibt es mehrere Mechanismen, die dafür sorgen, dass man öfter zu zuckerhaltigem Essen greift. Einerseits werden durch den Kontakt von Zucker mit den Geschmacksnerven körpereigene Opioide und Glückshormone wie Serotonin und Dopamin ausgeschüttet. Außerdem weisen die Nervenzellen bei Zuckerkonsum eine höhere Aktivität auf, sodass positive Gefühle noch viel intensiver wahrgenommen werden, was dazu beiträgt, dass Zucker mit angenehmen Gefühlen verbunden wird (Coy, 2019, S. 15).

Zucker soll zudem dabei helfen, mit Stress entspannter umzugehen. Eine Untersuchung hat die Auswirkungen von Zucker auf den stressbedingt hohen Cortisolspiegel erforscht. Die erhöhten Werte des

Stresshormons wurden durch den Konsum von Zuckerwasser sofort gesenkt, während das Trinken von reinem Wasser keinen Einfluss auf den Hormonspiegel hatte. Da diese Wirkung positiv ist, weil ein hoher Cortisolspiegel auf Dauer ungesund ist, verändern sich bei Stress die Geschmacksrezeptoren im Mund. Der Appetit auf Süßes steigt an, sodass man eher zu zuckerhaltigen Speisen greift, was dem Körper dabei hilft, den ungesund hohen Cortisolspiegel rasch zu senken und somit den Stress zu bekämpfen (Coy, 2019, S. 17).

3.1.2 Körperliche Leistungsfähigkeit

Zucker gilt als der beste Energielieferant, weil bei dessen Abbau keine schädlichen Nebenprodukte entstehen, was besonders für die Versorgung von Gehirn und Nervenzellen von Vorteil ist. Auch die Muskeln versorgt Zucker sehr gut, da die Energiebereitstellung aus Glukose viel schneller funktioniert als aus Fetten. Bei besonders intensiven und schnellen Bewegungen werden daher die Zuckerreserven als rasche Energielieferanten verwendet (Coy, 2019, S. 13f.).

In der Ernährung von Sportlern spielen Kohlenhydrate eine ganz besonders wichtige Rolle. Da der Abbau von Kohlenhydraten effizienter ist als der Abbau von Fettsäuren, sind die Glykogenspeicher eine besonders wichtige Energiereserve, die aber leider nur 30 bis 60 Minuten lang zur Verfügung steht, bis sie aufgebraucht ist. Eine ausreichende Zufuhr an Kohlenhydraten ist für eine gute sportliche Leistung sehr bedeutsam, wobei der Verzehr von Einfachzuckern langfristig nicht zu empfehlen ist. Die von diesen ausgelösten starken Blutzucker- und Insulinspiegelschwankungen beeinträchtigen die Leistungsfähigkeiten zwar kurzzeitig positiv, jedoch danach weitaus negativer, sodass das Leistungspotential insgesamt eingeschränkt ist. Empfohlen werden stattdessen langkettige Kohlenhydrate in diversen Formen (Schlieper, 2017, S. 293).

Bei akuten Kreislaufproblemen, wie sie bei Überanstrengung im Sport oder Unterzuckerung auftreten können, stellt der Konsum von Zucker (zumeist in der Darreichungsform von Traubenzucker) eine rasch wirksame Lösung dar. Da Einfachzucker viel schneller ins Blut aufgenommen wird, lindert er die akuten Probleme sehr wirkungsvoll.

3.1.3 Glücksgefühle

„Mach dir Freude auf" – seit 2010 lautet so der offizielle Slogan von Coca-Cola (Brehm, 2014). Kann ein Getränk, das nur aus Wasser, Zucker und einigen Zusatzstoffen besteht, wirklich glücklich machen? Viele andere zuckerhaltige Lebensmittel werden in der Werbung ebenfalls in Verbindung mit einem gewissen Glücksgefühl gebracht – versteckt sich dahinter nur eine effiziente emotionsbasierte Marketingstrategie oder verbergen sich tatsächlich wissenschaftliche Tatsachen hinter der Verbindung von Zucker und Glück?

Beim Konsum von Zucker wird im Gehirn das „Belohnungszentrum" aktiviert – ähnlich wie beispielsweise beim Konsum von Drogen. Die Folge davon ist eine Ausschüttung des Glückshormons Serotonin, das glücklich macht und heilsam wirkt. Dieses Gefühl macht zwar glücklich, aber auch süchtig (Müller-Jung, 2019).

Glück ist unter anderem durch biochemische Prozesse im Körper bestimmt. Besonders der Serotoninspiegel im Gehirn korreliert stark mit Zufriedenheit, sodass ein Serotoninmangel verantwortlich für ernsthafte klinische Depressionen sein kann. Nicht nur die Einnahme von entsprechenden Medikamenten, sondern auch der Konsum von vielen Kohlenhydraten führt zu einer gesteigerten Synthese von Serotonin – und macht folglich glücklich. (Lustig, 2016, S. 89). Dieser Effekt ist nur von kurzfristiger Dauer und wegen der Gewöhnungseffekte wird eine immer höhere Dosis benötigt, um denselben Grad an Glücksgefühlen zu erreichen, was Zuckerkonsum zu keiner nachhaltigen Methode zur Zufriedenheitssteigerung macht. Kurzfristig sind die Effekte der Glückshormonförderung aber definitiv nachweisbar.

3.1.4 Stressabbau

Dass sich Stress nicht positiv auf den Körper auswirkt, ist weit bekannt. Dass Stress jedoch auch sehr stark mit Übergewicht und somit Stoffwechselerkrankungen korreliert, wurde erst in den letzten Jahren intensiver erforscht. Der Zusammenhang zwischen Stress und Adipositas wird durch drei Faktoren hervorgerufen: die verstärkte Nahrungsaufnahme bei Stress, die ungünstigere Nährstoffzusammensetzung der in Stresssituationen aufgenommen Nahrung sowie die durch Fett bedingt verstärkte Fetteinlagerung. Die Vermutungen der Zunahme des Stresses in den letzten Jahrzehnten kann auch mit der bestätigten Zunahme der Übergewichtsrate in derselben Zeit zusammenhängen (Lustig, 2016, S. 93).

Das Hormon Cortisol stellt eine Verbindung zwischen Stress, Adipositas und Stoffwechselerkrankungen dar. Dieses Stresshormon hat seine positive Berechtigung, denn durch dieses werden die Gedächtnis- und Immunfunktion gesteigert, Entzündungen werden gehemmt und die Wachsamkeit verbessert sich. Jedoch erhöhen sich unter ständigem Stress und somit ständig hohem Cortisollevel auch der Blutdruck, der Blutzucker und der Puls, was für viele Folgeerkrankungen ein hohes Risiko darstellt. Unter einem hohen Cortisolspiegel führen die Menschen auch mehr Nahrung zu, die tendenziell einen höheren Zucker- und Fettgehalt hat. Das Cortisol unterstützt im Anschluss noch zusätzlich die Fetteinspeicherung – ganz besonders im Bauchfett, welches mit dem metabolischen Syndrom in Zusammenhang steht (Lustig, 2016, S. 94). Cortisol im Blut scheint also die Nahrungsauswahl zu beeinflussen – zwar essen manche Menschen bei Stress weniger als sonst und andere viel mehr, jedoch ist der Zuckeranteil in der gewählten Nahrung bei beiden Gruppen unter Stress sehr viel höher als ohne Stress. Dieses unbewusste Phänomen erklärt sich dadurch, dass Zucker die Stressreaktion verringert und so eine angenehme Besänftigung darstellt (Kast, 2018, S. 114).

3.2 Negative Auswirkungen

Zuckerkonsum kann mit vielen ernährungsassoziierten Erkrankungen in Verbindung gebracht werden. In manchen Fällen ist die Zufuhr des Zuckers an sich ein ausschlaggebender Faktor, während auf andere Krankheiten bezogen eher die durch den Zucker herbeigeführte positive Energiebilanz ausschlaggebend ist (zum Beispiel bei Übergewicht und dessen Vielzahl an Folgeerkrankungen). Zuckerhaltige Lebensmittel sind häufig sehr nährstoffarm und energiedicht, weswegen sie offensichtlich kaum als gesunde Nahrungsmittel angesehen werden können. Besonders zuckerhaltige Getränke wirken sich negativ auf das Körpergewicht aus, da teilweise eine große Menge an Energie fast unwissentlich und ohne merkbaren Sättigungseffekt aufgenommen wird.

Einige der im Folgenden behandelten ernährungs- und zuckerkonsumassoziierten Erkrankungen sind heilbar, während andere irreversibel sind und nur mehr in ihrem Fortschreiten aufgehalten werden können. Ein besonderer Fokus sollte daher stets auf die Prävention und die Gesundheitsförderung gelegt werden, um die Entstehung dieser gesundheitlichen Schäden im Vorhinein zu verhindern. Die Prävention verfolgt das Ziel, Krankheiten zu minimieren, während die Gesundheitsförderung Maßnahmen zur Steigerung der Gesundheit verfolgt. Ein in beiden Bereichen sehr wichtiges Instrument ist die Ernährungspolitik, wobei auch in der Bildung, im Gesundheitswesen und in der Agrarpolitik bewusste Schritte zur Prävention und Gesundheitsförderung eingesetzt werden (Elmadfa, 2019, S. 242f.).

3.2.1 Übergewicht

Übergewicht erhöht das Sterblichkeitsrisiko enorm – dabei ist jedoch nicht die Tatsache, dass man zu viel Gewicht am Körper hat ausschlaggebend, sondern die damit einhergehenden Krankheiten führen zum frühzeitigen Tod. Bei übergewichtigen Personen treten Folgeerkrankungen und gesundheitliche Gefahren in gehäuftem Ausmaß auf. Dazu zählen Herz-Kreislauferkrankungen und Bluthochdruck, Stoffwechselerkrankungen, Unfälle aufgrund der meist langsameren Fortbewegungsgeschwindigkeit, seelische Störungen und Komplexe sowie Erkrankungen der Atemwege und insbesondere der Bronchien – mehr als drei Viertel aller Übergewichtigen leiden unter diesen Erkrankungen (Schlieper, 2017, S. 310). Grundsätzlich ist für die Entstehung von Übergewicht ein Kalorienüberschuss über einen längeren Zeitraum verantwortlich, wobei es zweitrangig ist, ob diese zusätzlich zugeführte Energie aus Kohlenhydraten, Proteinen oder Fetten kommt. Der Aufbau von Fettdepots, die langfristig einen gesundheitlichen Risikofaktor darstellen können, wird von einer erhöhten Zucker- bzw. Kohlenhydratzufuhr unterstützt, wenn die körpereigenen Glykogenspeicher bereits gefüllt sind. Diese Speicher finden sich in der Leber und in den Muskeln und dienen als Lager für schnell für die Energiebereitstellung abrufbares Glykogen[1]. Außerdem werden diese Speicher für die Konstanthaltung des Blutzuckerspiegels benötigt, sodass immer wieder kleine Mengen Glukose in den Blutkreislauf abgegeben werden, wenn der Blutzuckerspiegel zu niedrig zu sinken droht. Wenn jedoch mehr Zucker zugeführt wird, als in den Glykogenspeichern lagerbar ist, wird der überschüssige Zucker in Fett umgewandelt und bei Bedarf wieder zurückgewandelt werden kann (Coy, 2019, S. 27). Anzumerken ist jedoch, dass die Umwandlung von Glukose in Fettsäuren sehr energieaufwendig ist. Daher findet die Fettsäurebildung aus der nahrungsinternen Glukose nur dann vermehrt statt, wenn sehr wenig Fett und gleichzeitig sehr viele Kohlenhydrate – bei bereits vollen Glykogenspeichern - verzehrt werden, weil die Oxidationskapazität der Glukose in diesem Fall maximiert wird. Die Speicherung von Nahrungsfetten als körpereigenes Fett geht hingegen ohne Energieverlust und sehr effizient von Statten. Dennoch ist es ein Irrglaube zu behaupten, dass „nur Fett fett macht". Bei einem konstanten Kalorienüberschuss, der durch die wenig sättigende Wirkung von Zucker mit diesem leicht erreicht wird – wird dieser in Fettsäuren umgewandelt und als Fett im Körper gespeichert (Elmadfa, 2019, S. 77f.).

---

[1] Glykogen ist der Name der Speicherform von Glukose im Körper. Sobald das Glykogen jedoch freigegeben wird, spricht man wieder von Glukose.

21

3.2.2 Metabolisches Syndrom

Das eben beschriebene Übergewicht, welches mit erhöhtem Zuckerkonsum in Verbindung gebracht werden kann, stellt für die Entstehung diverser Stoffwechselstörungen wie Diabetes, Bluthochdruck, Herzerkrankungen, Krebs und Diabetes einen großen Risikofaktor dar. Diese Krankheiten werden unter dem Begriff „Metabolisches Syndrom" zusammengefasst. Das metabolische Syndrom beginnt, sobald im körperlichen Bauchfettgewebe und in der Leber Energie gespeichert wird, denn dadurch wird die Leber zunehmend insulinresistenter – folglich muss immer mehr Insulin ausgeschüttet werden, um den Blutzuckerspiegel sachgemäß zu senken, was schließlich dazu führt, dass immer mehr Energie eingespeichert wird. Durch den erhöhten Insulinspiegel werden auch die Gefäße verdickt, was zu Bluthochdruck und letztendlichem Gefäßverschluss führen kann. Im Blut selbst kommt es zu einer Verschiebung der Fettzusammensetzung, welche das Risiko für Herzerkrankungen steigert. Langfristig entwickelt sich eine nichtalkoholische Fettleber, die bis zur Leberzirrhose weiterreichen kann. Bei Frauen kann durch die Insulinresistenz auch ein polyzystisches Ovarialsyndrom entstehen, das mit Unfruchtbarkeit einhergeht. Bei längerer Dauer der Insulinresistenz entsteht Diabetes Typ 2 durch die Unfähigkeit, genügend Insulin zu produzieren und durch die Ausschüttung bestimmter Hormone werden Krebszellen zum Wachstum angeregt (Lustig, 2016, S. 127ff.).

3.2.3 Diabetes

Auch bekannt als die „Zuckerkrankheit" ist Diabetes mellitus zwangs-
läufig in Verbindung mit Zucker in der Nahrung zu bringen – noch
präziser mit dem Zucker im Blut, der nicht standesgemäß mit Insulin
wieder gesenkt werden kann und der ohne Medikation daher ständig
erhöht wäre. Unterschieden wird zwischen Diabetes Typ I und Typ
II, wobei eine Einteilung dieser Art in manchen Fällen nicht eindeutig
durchführbar ist. Bei Diabetes Typ I versagen die sogenannten
Langerhans-Inselzellen in der Bauchspeicheldrüse, was dazu führt,
dass nicht genug Insulin produziert wird, um den Blutzuckerspiegel
ausreichend zu senken. Bei Diabetes Typ II, welches erst im Laufe des
Lebens entsteht, wird zwar Insulin produziert, jedoch sind die Körperzellen unempfindlich gegenüber Insulin geworden, weswegen
immer mehr Insulin ausgeschüttet werden muss, um diese Resistenz
überwinden zu können. Dieser Diabetes Typ II ist auch als „Altersdi-
abetes" bekannt, da sich eine Insulinresistenz erst im Laufe des Lebens aufgrund suboptimaler Lebensgewohnheiten entwickelt, jedoch sind heutzutage bereits viele Kinder von dieser Krankheit betroffen. Es werden Insulin-Injektionen oder orale Medikationen eingesetzt, um die Insulinproduktion anzuregen, was gut funktioniert,
jedoch tragen die meisten Erkrankten dennoch Folgeschäden und
Folgeerkrankungen im Laufe der Zeit davon. Der abnorme Blutzuckerspiegel übt eine enorme Belastung auf die Blutgefäße aus, was zu
Arteriosklerose und schließlich koronaren Herzkrankheiten führen
kann und sich auf die Augen und auf die Nieren negativ auswirkt. Ne-
benbei ist die erhöhte Produktion von Insulin mitverantwortlich bei
der Entwicklung von Übergewicht (Yudkin & Lustig, 2018, S. 118).

23

Eine Diagnose von Diabetes Mellitus findet mithilfe einer Glukose-konzentrationsbestimmung im venösen Blutplasma statt. Wenn einer der folgenden Richtwerte überschritten wird, kann von einem manifesten Diabetes gesprochen werden, der weitere Aufmerksamkeit und Behandlung verlangt (Elmadfa, 2019, S. 83):

	mmol/l	mg/dl
Nüchtern-Glukose	≥7	≥126
Nicht-Nüchtern-Glukose	≥11,1	≥200
Nachweis von Glukose 2 Stunden nach oraler Glukosebelastung von 75g Glukose	≥11,1	≥200

Tabelle 1: Kriterien für die Diabetes Diagnose

Die Ursachen für Diabetes sind vielfältig und werden intensiv erforscht. Wie bei vielen ernährungsassoziierten Krankheiten werden besonders das Fett und der Zucker verdächtigt, negative Auswirkungen zu haben. Da Menschen, die viel Zucker zu sich nehmen sehr häufig auch einen erhöhten Fettkonsum haben, ist es schwierig, diese Faktoren voneinander getrennt zu untersuchen. Schließlich stellten einige epidemiologische Studien einen Zusammenhang zwischen konsumierter Zuckermenge und Auftreten von Diabetes mellitus Typ II her. Auch Experimente mit Ratten, deren Metabolismus Ähnlichkeiten mit dem menschlichen aufweist, zeigten eine gestörte Glukosetoleranz bei der Gabe von Zucker und gleichzeitig eine langfristige Erhöhung des Nüchternblutzuckers nach der Aufnahme von Zucker (Yudkin & Lustig, 2018, S. 121). Diese Forschungen machen erkenntlich, dass ein hoher Zuckerkonsum mit einem erhöhten Risiko für die

Entstehung von Diabetes Typ II und dessen Folgeerkrankungen in Verbindung zu bringen ist.

3.2.4 Krebs

Hinter der Krebserkrankungen verbergen sich Mutationen im Erbgut, durch die aus gesunden Körperzellen Tumorzellen werden. Wenn diese Tumorzellen beginnen, in die gesunden Nachbarzellen hineinzuwachsen, spricht man von Krebszellen. Diese Krebszellen ernähren sich am liebsten von Zucker – und zwar in möglichst großen Mengen. Der Verzehr von Zucker zieht extreme Blutzuckerspitzen mit sich, die für die Krebszellen wie ein starker Treibstoff wirken und ihr Wachstum stark anregen. Durch das Wachstum der Krebszellen breitet sich die Krankheit auf immer mehr Körperzellen aus, was sie lebensbedrohlich macht. Doch nicht nur der Blutzucker selbst, sondern auch das dadurch ausgeschüttete Insulin spielt eine besondere Rolle in der Entstehung von Krebs: das Wachstumshormon fördert auch das Wachstum der Krebszellen (Mosetter, Simon, Cavelius, & Ilies, 2016, S. 77f.).

3.2.5 Herzinfarkt und Schlaganfall

Wenn die Blutgefäße verstopfen und es zu einem Gefäßverschluss kommt, können lebensbedrohliche Zustände eintreten, die sich je nach Lokalisation des betroffenen Gefäßes unterscheiden. Wenn dies im Gehirn passiert, erleidet der Mensch einen Schlaganfall. Wenn es sich um ein Herzkranzgefäß handelt, ist die Rede von einem Herzinfarkt. In beiden Fällen wird die betroffene Region nicht mehr länger mit Blut und somit Sauerstoff versorgt, was in vielen Fällen tödlich endet – besonders beim Herzinfarkt. Ein Schlaganfall resultiert bei

Überleben häufig mit geistigen Einschränkungen, wenn bestimmte Gehirnareale aufgrund der Mangelversorgung abgestorben sind.

Ein Herzinfarkt ist eine sehr ernstzunehmende, akut auftretende Erkrankung, die nicht selten zum Tod führt. Ein Herzinfarkt entsteht durch einen akuten Gefäßverschluss, der durch die Bildung eines Blutgerinnsels entsteht, das ein Gefäß vollständig verschließt. Je verengter das Gefäß aufgrund von Ablagerungen an den Innenwänden ist, desto höher ist die Gefahr des Herzinfarktes. Wenn dabei ein Bereich des Herzmuskels nicht mehr mit Blut versorgt werden kann, stirbt dieses Gewebe ab (Yudkin & Lustig, 2018, S. 96). Der Grund für den Gefäßverschluss – ganz gleich ob im Herz, im Gehirn oder anderenorts – ist Arteriosklerose.

Es gibt mehrere Gründe dafür, dass sich Gefäße verengen, verkalken und sodass schließlich Arteriosklerose entsteht. Aus Sicht der Ernährungswissenschaft ist besonders die kurzkettigen Kohlenhydrate problematisch. Diese werden im Körper zu giftig wirkenden Fetten umgebaut, die sich in den Blutbahnen als Plaques ablagern. Verstärkt und kritisch wird dieser Effekt durch vorhergehende Erkrankungen wie Insulinresistenz und einem hohen Blutzuckerspiegel – den beiden Hauptsymptomen von Diabetes mellitus (Mosetter, Simon, Cavelius, & Ilies, 2016, S. 67). Auch Bluthochdruck, unter dem jeder fünfte Westeuropäer leidet, führt langfristig zu Arteriosklerose und stellt somit einen Risikofaktor für diverse Folgeerkrankungen dar (Mosetter, Simon, Cavelius, & Ilies, 2016, S. 69)

Die Risikofaktoren für die Entstehung eines Herzinfarktes oder Schlaganfalls sind vielfältig und inkludieren neben Bewegungsmangel, Rauchen, genetische Disposition und Übergewicht auch einige Aspekte der täglichen Ernährung. Ein Zusammenhang zwischen

Zuckerkonsum und einem erhöhten Risiko für Herzinfarkt wird zwar vermutet, konnte jedoch bislang nicht nachgewiesen werden (Yudkin & Lustig, 2018, S. 99ff.). Fest steht jedoch, dass eine hohe Zuckerzufuhr mit Übergewicht und Diabetes korreliert, was andere Risikofaktoren für Herzinfarkte darstellt, weswegen gesagt werden kann, dass sich eine Reduktion des Zuckers in der Nahrung positiv auf die Gefäß- und Herzgesundheit auswirkt.

3.2.6 Fruchtbarkeit

Mit einer erhöhten Aufnahme von Zucker korreliert laut Forschungen eine eingeschränkte Fruchtbarkeit bei Mann und Frau. Der Einfachzucker in der Nahrung ist neben dem Einsatz von Hormonchemikalien in den industriellen Lebensmitteln hauptverantwortlich dafür, dass immer mehr Paare ungewollt kinderlos bleiben. Das Problem, dass der Zuckerkonsum auslöst, ist, dass wiederum die erhöhte Insulinausschüttung, die bei Einfachzuckern umso höher ist und besonders durch den ständigen Konsum von zuckrigen Getränken beziehungsweise das generelle ständige Nahrungsangebot dauerhaft hochgehalten wird. Das Hormon Insulin sorgt nämlich für eine geringere Produktion an Sexualhormonen sowie kleiner entwickelte Geschlechtsorgane (Grimm, Die Kalorienlüge. Wie uns die Nahrungsindustrie dick macht, 2015, S. 98). Bei Frauen regt Insulin die Testosteronbildung in den Eierstöcken an, was zur Folge hat, dass befruchtungsunfähige Eier heranreifen, was das immer häufiger auftretende und zur erschwerten Fruchtbarkeit oder auch Unfruchtbarkeit führt und als Polyzystisches Ovarialsyndrom (PCO-Syndrom) bekannt ist (Grimm, Die Kalorienlüge. Wie uns die Nahrungsindustrie dick macht, 2015, S. 131). Bei den Männern hingegen senkt Insulin den Testosteronspiegel, was zu einer geringeren Anzahl sowie einer geringen Qualität von Spermien führt (Grimm, 2015, S. 131f.) – diese Kombination führt willkürlich zu einer großen Erschwernis der Fortpflanzung.

3.2.7 Zahnbeschwerden

Die Hauptursache für Zahnverlust im Alter stellt Karies dar, die gleichzeitig als weitest verbreitetste chronische Erkrankung gilt. Auslöser dafür ist der Zucker in der Nahrung, der von den Bakterien im Mund zu Säuren umgebaut wird. Diese Säure lösen Kalziumphosphate aus dem Zahnschmelz heraus, was den Zahn angreift und ihn langsam zu zersetzen beginnt. Auch die Störung des pH-Werts im Mundraum unterstützt das Herauslösen von Mineralien aus dem Zahn. Besonders schädlich ist Saccharose, da diese von den Bakterien am besten zersetzt werden kann, jedoch wirken alle Kohlenhydrate in mehr oder weniger starkem Ausmaß negativ auf die Zahngesundheit. Auch Glukose und Fruktose zählen zu den besonders schädlichen Zuckerarten, wenn es um die Zahngesundheit geht. Diese Gefahr ist um einiges niedriger beim Konsum von Laktose und Galaktose, da diese von den Bakterien im Mundraum nur sehr schwer zersetzt werden können. Eine kontinuierliche Zufuhr an einfach zersetzbarem Zucker kann sogar langfristig den pH-Wert im Mund in das saure Milieu verschieben, welches sich dann nur mehr schwer erholen kann. Ein dauerhaft saures Milieu in der Mundhöhle sorgt für eine weiterschreitende Zerstörung der Zahnsubstanz, was letztendlich in Zahnverlust endet (Mosetter, Simon, Cavelius, & Ilies, 2016, S. 84).

Bei Jugendlichen stellt Karies den am häufigsten auftretenden Gesundheitsschaden dar (Schlieper, 2017, S. 48), weswegen besonderer Wert auf die Prävention und Heilung gelegt werden sollte. Zu den

Risikofaktoren für die Entstehung von Karies zählt hauptsächlich der Konsum von zuckerhaltigen Speisen und Getränken, doch auch eine mangelhafte Mundhygiene sowie ein Calcium- und Fluoridmangel fördern die Entstehung sowie das Voranschreiten von Karies enorm (Schlieper, 2017, S. 48).

3.2.8 Sonstige gesundheitliche Komplikationen

Mit einem hohen Zuckerkonsum werden noch einige weitere Krankheiten in Verbindung gebracht, wobei bei keiner der Zucker primäre Verantwortung trägt, sondern er lediglich als Risikofaktor einen Teil zur Entstehungsgefahr beiträgt. Dennoch empfiehlt es sich, den Zuckerkonsum zu reduzieren, um das Risiko für diese Erkrankungen zu senken.

Bei Menschen mit Magen- und Zwölffingerdarmgeschwüren wurde eine verminderte Glukosetoleranz in Kombination mit einem erhöhten Insulinspiegel im Blut festgestellt, was zwei Indizien für einen hohen Zuckerkonsums sind. Eine kohlenhydratreduzierte Diät wirkte sich zudem positiv auf die Genesung der Patientinnen und Patienten aus (Yudkin & Lustig, 2018, S. 135f.).

Ebenso nennenswerte Auswirkungen hat der Zuckerkonsum in Verbindung mit einem Zwerchfellbruch. Bei dieser Erkrankung ist das Zwerchfell so geschwächt, dass Teile der unteren Speiseröhre oder des Magens tief in den Brustraum zurückgedrückt werden. Die resultierenden Symptome sind Sodbrennen und ein schmerzhafter Reflux. Zwar kann die Entstehung dieser Erkrankung nicht nachweisbar in Verbindung mit Zuckerkonsum gebracht werden, jedoch war die konsequente Reduktion des Zuckers in ihrer Ernährung der einzig wirksame Weg zur Besserung der Beschwerden vieler Betroffenen (Yudkin & Lustig, 2018, S. 136).

Weiters korreliert das Auftreten von Gallensteinen mit Merkmalen wie Typ-II-Diabetes, Zwerchfellbruch, erhöhte Blutfettwerte, erhöhter Insulinspiegel und Übergewicht. All diese Krankheitsbilder sind auf erhöhten Zuckerkonsum zurückzuführen, was die Vermutung nahelegt, dass auch die Entstehung von Gallensteinen mit dem Zucker in der Nahrung zusammenhängt. Auch Gallenstein-Patientinnen und -Patienten erfuhren eine erhebliche Besserung ihres Zustandes, wenn sie eine strikte Reduktion des Zuckers in ihrer Ernährung durchführten (Yudkin & Lustig, 2018, S. 137).

Unbekannte Ursachen hat die Entstehung von Morbus Crohn, einer Krankheit des Verdauungstraktes, die mit anfallsartigen starken Schmerzen sowie Durchfällen einhergeht. Diverse Studien belegen einen Zusammenhang von einem hohen Zuckerkonsum und dem Ausbruch der Krankheiten sowie wiederum eine deutliche Besserung der Symptome bei Einhaltung einer zucker- und kohlenhydratreduzierten Ernährung (Yudkin & Lustig, 2018, S. 138).

Mit einem geringeren physischen Schmerz verbunden, aber dennoch nicht außer Acht zu lassen sind die Haut- und Haarprobleme, die durch den Zuckerkonsum gefördert werden. Da erhöhte Zuckerkonzentrationen im Blut zu Verklebung der kollagenen Fasern im Bindegewebe führen, verliert die Haut langfristig nicht nur an Elastizität, sondern sie wird auch faltig und rissig. Dieser von Zuckerzufuhr induzierte Effekt gilt als die Hauptursache für die Faltenbildung der menschlichen Haut. Auch auf den Haarwuchs kann sich Zucker negativ auswirken: die rasche Ausschüttung der hohen Insulinmengen nach dem Zuckerkonsum stellen eine Stresssituation für den Körper dar, weswegen der Adrenalinspiegel kurzzeitig erhöht wird. Dieser fördert wiederum die Ausschüttung von Androgenen, die für vorzeitigen Haarausfall mit vermindertem Haarnachwachstum sorgen (Mosetter, Simon, Cavelius, & Ilies, 2016, S. 76f.).

4 Zuckerkonsum im Kindes- und Jugendalter

Grundsätzlich stehen Kinder und deren Ernährung zu einem sehr großen Teil in der Verantwortung der Eltern, insbesondere solange sie kein eigenes Taschengeld erhalten, sind sie in der Nahrungsversorgung von den Eltern abhängig. Dass es in den Supermärkten diverse Produkte gibt, die speziell Kinder ansprechen und gleichzeitig meist mit sehr viel Zucker versehen sind, kann angesichts der im kindlichen Alter noch fehlenden Fähigkeit zum kritischen Konsum sehr negativ bewertet werden. Gleichzeitig wird für diese Produkte sehr häufig gezielte Werbung zwischen Kindersendungen im TV geschalten, die die Lust der Kinder auf diese Produkte steigert.

Genau wie für Erwachsene gilt auch für Kinder, dass der Zuckerkonsum so gering wie möglich gehalten werden soll; die Referenzwerte können im Fall von Zucker gleichermaßen auf jede Personengruppe angewendet werden (Schlieper, 2017, S. 284). Naschen muss aber auch nicht ganz verboten und Süßigkeiten nicht vollständig verbannt werden – es empfiehlt sich jedoch die Zufuhr einzuschränken oder auf gesündere süße Alternativen wie Obstsalat umzusteigen. Von der Gabe von süßen Säften wird hingegen vollständig abgeraten. Weiters empfehlen Ernährungsexpertinnen und -experten, Süßigkeiten nicht als Belohnungs- oder Strafmaßnahme einzusetzen und dem Kind beispielsweise eine vorher festgelegte Wochenration an Süßigkeiten zur Verfügung zu stellen, mit der es selber haushalten und auskommen muss (Schlieper, 2017, S. 284).

4.1 Auswirkungen auf den kindlichen Körper

Durchschnittlich nimmt ein fünfjähriges Kind in wohlhabenden westlichen Ländern in einem Jahr so viel Zucker zu sich, wie es selbst wiegt (Müller-Jung, 2019). Diese erschreckende Statistik eröffnet die Frage, was diese Menge an Zucker mit dem kindlichen Körper anstellt.

Generell sind die Auswirkungen von Zucker auf den menschlichen Körper bei Kindern die gleichen wie bei Erwachsenen – sowohl die negativen als auch die positiven. Problematisch ist daher jedoch, dass der Zuckerkonsum von Kindern oftmals sehr hoch ist, was nicht nur an der Gabe von Süßigkeiten als Belohnungs- oder Besänftigungsmittel durch Eltern liegt, sondern auch die Vermarktung von speziell auf Kinder ausgerichteten Lebensmitteln, die einen erhöhten Zuckeranteil aufweisen, spielt eine große Rolle.

Außerdem ist der Zuckerkonsum im Kindesalter bedenklich, da eine rasche Gewöhnung an den Geschmack geschieht. Besonders im jungen Alter reagieren die Geschmacksknospen sehr sensibel auf den süßen Geschmack von Süßigkeiten, Softdrinks und ähnlichen zuckerhaltigen Speisen. Gemeinsam mit dem Suchtpotential von Zucker ist es dann schwierig, vom Zucker wieder wegzukommen. Da allgemein betrachtet auch beim Zucker gilt, dass „die Menge das Gift macht", ist es daher natürlich problematisch, wenn bereits in jungen Jahren mit hohem Zuckerkonsum begonnen wird.

Zum Thema Geschmacksprägung lässt sich noch beitragen, dass auch der Zucker, der während der Schwangerschaft von der werdenden Mutter konsumiert wird, einen Einfluss auf das noch ungeborene Kind hat. Da die Aromen und Geschmäcker über das Fruchtwasser auch vom Baby aufgenommen werden, kann somit bereits im Mutterleib eine Gewöhnung an den süßen Geschmack entstehen und auch beim Stillen wird dieser Effekt über die Muttermilch fortgeführt. Eine so frühe Gewöhnung an die Süße macht es dem Kind später schwerer, darauf zu verzichten (OÖ Gebietskrankenkasse, 2018, S. 4)

4.1.1 ADS/ADHS

Sehr häufig wird die Gabe von Zucker mit der Entstehung von Aufmerksamkeitsstörungen und Hyperaktivität von Kindern in Verbindung gebracht. Manche Eltern meinen, direkt beobachten zu können, wie ihr Kind besonders „aufgedreht" wirkt, nachdem es Süßigkeiten gegessen hat. Dieses Phänomen ist jedoch immer noch von einer krankhaften Störung zu unterscheiden, da es sich hierbei um einen kurzfristigen Effekt handelt, da der Zucker rasch ins Blut gelangt und für einen Energieschub sorgt, der sich bei Kindern oftmals mit erhöhter Aktivität äußert. Doch auch längerfristig andauernde Effekte von Zucker auf das Verhalten und die Aufmerksamkeitsfähigkeit von Kindern werden laut mehreren Studien für möglich gehalten, wie im folgenden Absatz erläutert.

Bei ungefähr 5% der Kinder im Schulalter wird heutzutage eine Aufmerksamkeitsdefizitstörung (ADS) oder eine Aufmerksamkeitsdefizit-Hyperaktivitätsstörung (ADHS) diagnostiziert, wobei Buben etwa viermal häufiger als Mädchen davon betroffen sind. Diese beiden Krankheitsbilder basieren auf einer Störung im zentralen Nervensystem, die aufgrund einer fehlerhaften Informationsweiterleitung zwischen den Nervenzellen entsteht. ADS/ADHS-Betroffene haben einen dauerhaft niedrigen Dopaminspiegel, der die Kommunikation zwischen den Nervenzellen stört, was sich mit sehr schlechter Konzentrationsfähigkeit äußert. Die genauen Ursachen für die Entstehung von ADS/ADHS sind nicht genau geklärt und möglicherweise vielfältig. So spielt nicht selten eine genetische Disposition eine erhebliche Rolle bei der Entstehung der Krankheit. Jedoch geraten in den letzten Jahren vermehrt Ernährungsaspekte in Verdacht, ADS/ADHS zu fördern. Besonders kritisch betrachtet werden zuckerhaltige Nahrungsmittel. Diverse Studien haben bereits festgestellt, dass Kinder, die täglich Softdrinks trinken Einbußen in ihrer mentalen Gesundheit in Form von Hyperaktivität und Verhaltensstörungen haben. Andere Beobachtungen stellten Konzentrationsprobleme bei Kindern fest, die sich mit steigendem Zuckerkonsum verstärken (Mosetter, Simon, Cavelius, & Ilies, 2016, S. 65f.). Erklärbar ist dieses Phänomen durch die Ausschüttung des Stresshormons Noradrenalin bei einer hohen Zufuhr von Zucker auftritt und zu einer nervösen Unruhe führen kann (Simchen, 2007, S. 154). Diese Studien legen einen Zusammenhang zwischen Zucker und der Entstehung von ADS/ADHS nahe.

4.2 Auswirkungen auf die schulische Leistungsfähigkeit

Zwar kann die schulische Leistungsfähigkeit, die auch die Konzentrationsfähigkeit und Aufmerksamkeit beinhaltet, nicht alleinig auf die Ernährung zurückgeführt werden, jedoch spielt es eine nicht zu vernachlässigende Rolle, was die Schulkinder essen, um eine angemessene schulische Leistungsfähigkeit an den Tag legen zu können.

Besonders relevant für die akute Leistungsfähigkeit ist hierbei die Kohlenhydratzufuhr, da diese für die akute Gehirnfunktion entscheidend ist. Die Aufnahme von Kohlenhydraten resultiert, wie bereits erläutert, mit einer mehr oder weniger erhöhten Blutglukosekonzentration. In Bezug auf die schulische Leistungsfähigkeit wirkt sich weder eine besonders niedrige noch eine besonders hohe Blutglukosekonzentration positiv aus. Die kognitive sowie psychomotorische Leistungsfähigkeit ist dann am höchsten, wenn der Blutzucker in einem moderaten Bereich zwischen 4,0 und 6,0 mmol/l liegt. In diesem Bereich kann von einer leistungsfördernden Wirkung gesprochen werden, während höhere oder niedrigere Werte eher leistungsmindernd sind (Schneider, 2008, S. 126). Um diesen Wert zu erreichen beziehungsweise den Blutzucker möglichst lange in diesem Bereich halten zu können, empfiehlt sich die Aufnahme von komplexen Kohlenhydraten, die langsam, aber kontinuierlich den Blutzuckerspiegel auf einem moderaten Level halten. Da Einfachzucker die Blutglucosekonzentration sehr rasch hoch ansteigen und genauso schnell wieder viel tiefer als gewollt fallen lässt, ist dieser nicht empfehlenswert, wenn eine gute schulische Leistungsfähigkeit erreicht werden soll. Eine kleine Gabe von Zucker kann bei einem akut zu niedrigen Blutzuckerspiegel für eine Besserung sorgen, jedoch ist dieser Effekt nur von kurzer Dauer und verspricht keine nachhaltigen leistungsfördernden Effekte.

Jedoch ist nicht nur der Verzehr von Haushaltszucker gering zu halten – sämtliche Quellen von einfachen Kohlenhydraten (Weißmehlprodukte, Reis, Weißbrot und gesüßte Getränke) wirken sich bei hohem Verzehr (>130g pro Tag) negativ auf die kognitive Leistungsfähigkeit aus (Kiefer & Ekmekcioglu, 2014) und sollten daher von Schulkindern weitestgehend gemieden werden.

5 Empfehlungen für den Konsum von Zucker

Aktuelle Empfehlungen für die Zuckeraufnahme liegen laut WHO bei nicht mehr als 50 Gramm pro Tag (AGES, 2019). Dies entspricht einer Menge von etwa 10 Teelöffeln.

Internationale Fachgesellschaften kommen hierbei zu ähnlichen Empfehlungen und liegen durchschnittlich bei 10 Energieprozent der gesamten Kalorienaufnahme pro Tag. Die höchste Toleranzgrenze erlaubt das US-amerikanische Institute of Medicine, welches eine Menge an zugesetztem Zucker von bis zu 25% der Gesamtenergie akzeptiert (DAG, DDG, DGE, 2019, S. 29). Angesichts der Tatsache, dass sehr viele Menschen in der westlichen Welt eine höchst-überkalorische Ernährungsweise verfolgen, ergibt diese Prozentangabe letztendlich eine sehr große Menge an Zucker. Bei einer Kalorienaufnahme von beispielsweise 3500 Kalorien pro Tag würden 25% schließlich mehr als 200 Gramm Zucker ergeben, was die Vierfache Menge der von der WHO empfohlenen Dosis ist. Empfehlungen in Prozentangaben sind zwar individueller, jedoch angesichts der verbreiteten Überernährung kritisch zu hinterfragen.

Im Vergleich zu den anderen Makronährstoffen sowie Vitaminen und Mineralien lassen sich für Zucker keine empfohlenen Tagesdosen aussprechen, die gedeckt werden sollen. Als Faustregel dient jedoch die Empfehlung der WHO verknüpft mit dem Bestreben, den Zuckerkonsum so gering wie nur irgendwie möglich zu halten. Um dies zu schaffen, empfiehlt es sich ein Ernährungstagebuch zu führen und die eigene Zuckerzufuhr zu analysieren um Reduktionspotential erkennen und umsetzen zu können.

Angesichts der Tatsache, dass nicht übertragbare Krankheiten wie Herzerkrankungen, Diabetes und Krebs, die als krankhafte Ausprägungen des metabolischen Syndroms anzusehen sind, in der westlichen Welt wohl eine viel größere Gefahr darstellen als Infektionskrankheiten, ist es wichtig, deren Ursache zu bekämpfen. Als großer Risikofaktor für diese Krankheiten gilt Zucker, was in den vorherigen Kapiteln ausreichen beschrieben wurde.

5.1 Tatsächlicher Zuckerkonsum

In den letzten Jahrzehnten ist der Konsum von Zucker in der westlichen Gesellschaft rapide angestiegen, was als Ursache und Folge die ständige Verfügbarkeit von zuckerhaltigen Nahrungsmitteln mit sich trägt. Die folgende Tabelle (Yudkin & Lustig, 2018, S. 54) beleuchtet die geschlechts- und altersspezifischen Unterschiede im täglichen Konsum von Zucker pro Kopf in Gramm angegeben:

Alter	Männer	Frauen
15-19	156	96
20-29	112	101
30-39	126	100
40-49	96	83
50-59	90	83
60-69	92	63

Tabelle 2: Zuckerkonsum nach Geschlecht und Alter

Die Analyse dieser Tabelle macht deutlich, dass Männer im Durchschnitt in jeder Alterskategorie mehr Zucker konsumieren als Frauen, was Yudkin & Lustig (2018, S.54) auf ein höheres Gewichts- und Gesundheitsbewusstsein der Frauen zurückführen. Bei beiden Geschlechtern nimmt die Zuckeraufnahme mit voranschreitendem Alter ab, mit Ausnahme einer kleinen Steigerung des Konsums im jungen Erwachsenenalter. Im Vergleich mit den WHO-Empfehlungen für Zucker, die sich auf maximal 50 Gramm pro Tag beziehen, wird festgestellt, dass keine Altersgruppe es schafft, dieses Limit zu erreichen.

Auch in den „Zehn Regeln zur Lebensmittelauswahl und -zubereitung" der DGE, die praktisch orientierte und auch für den Laien einfach umsetzbare Ratschläge darstellen, wird eine Empfehlung für den Zuckerkonsum gemacht. Die Regel Nummer 6 lautet „Zucker und Salz einsparen" (DGE nach Elmadfa, 2019, S.269) und verdeutlicht, dass einfach überall dort, wo es möglich ist, Zucker vermieden werden sollte. Nicht nur der Konsum von Süßigkeiten und zuckerhaltigen Getränken sind somit einzuschränken, sondern auch „versteckte" Zucker, wie in Fertigprodukten vorhanden, sollten bei Möglichkeit entsprechend gemieden werden.

5.2 Maßnahmen zur Reduktion des Zuckerkonsums

Neben den persönlichen Konsumentscheidungen der Individuen, die sich aktiv bewusst gegen eine hohe Zuckerzufuhr in ihrer Ernährung entscheiden können, sind vor allem politische Maßnahmen entscheidend, wenn es um die Reduktion der Zuckeraufnahme geht. Während also der „Low-Sugar-Trend" sowie der gesellschaftliche und soziale Wert einer gesunden Ernährung die individuellen Konsumentscheidungen beeinflussen, steuern politische Entscheidungen über Marketing und Lebensmittelrecht die Zuckeraufnahme der Bevölkerung extrinsisch.

Eine Alternative zu Zucker sind Süßstoffe, die sich besonders für den Einsatz in Getränken eignet. Diese sind jedoch auch gesundheitlich nicht unbedenklich und werden unter Anderem mit der Entstehung von Krebs, erhöhten Blutfettwerten und späteren Erkrankungen des Herz-Kreislauf-Systems in Verbindung gebracht. Auch kurzfristige Beschwerden die Verdauungsprobleme sowie die Entstehung von Heißhungerattacken sind bei regelmäßigem Süßstoffkonsum nicht unüblich. Da einige Süßstoffe außerdem einen Insulinausstoß induzieren sind die gesundheitsschädigenden Folgen von Süßstoff ähnlich wie bei Zucker (Grimm, 2013, S. 38ff.). Außerdem führen Süßstoffe zu einer Veränderung des Mikrobioms im Dickdarm, da sie unverdaut bis dorthin gelangen. Sie fördern die Ausbreitung von ungünstigen Bakterien und drängen die heilsamen Bakterien, wie zum Beispiel Lactobacillus reuteri, zurück. Unstimmigkeiten beim Gleichgewicht der Darmbakterien kann sich in vielen weiteren Krankheitsbildern, Stoffwechselstörungen und anderen gesundheitlichen Problemen äußern und korreliert außerdem stark mit der Entstehung von Diabetes und Übergewicht (Kast, 2018, S. 122)Abgesehen von der geringeren Kaloriendichte bieten Süßstoffe keinen Mehrwert für den menschlichen Körper und stellen somit keine gesundheitlich unbedenkliche Alternative zu Zucker dar.

Analog zur höheren Besteuerung von Alkohol und Tabakwaren, die ebenso das Risiko für nicht übertragbare Zivilisationskrankheiten stark erhöhen, wird in manchen Ländern über eine „Zuckersteuer" nachgedacht, die Lebensmittel mit einem hohen Zuckergehalt mit einer zusätzlichen Steuer belegt. Diese erhöhten Kosten für die jeweiligen Produkte sollen dem Gesundheitssystem zu Gute kommen, um die Folgen des Zuckerkonsums bezahlen zu können und dienen gleichzeitig der Abschreckung und sollen den Konsum dieser Produkte senken. Während die erhöhte Besteuerung von Alkohol gesellschaftlich weitgehend akzeptiert und als verständlich angesehen wird, trifft eine Zuckersteuer auf weniger Begeisterung. Dabei können diese beiden Stoffe sehr gut in Analogie gesetzt werden, da beide Krankheiten des metabolischen Systems aus, beide machen süchtig und wirken auf das Belohnungszentrum im Gehirn, beide werden als Konsumgüter gehandelt und beide werden von der sozioökonomisch niedrigsten Schicht missbraucht – meist zum Vergnügen – was auch mit einem gesellschaftlichen Stigma einhergeht (Lustig, 2016, S. 318ff.).

6 Fazit

Zucker versteckt sich in vielen Nahrungsmitteln und löst im menschlichen Körper einige Reaktionen aus, die meist kurzfristig positiv, jedoch langfristig äußerst negativ, gesundheitsschädigend und im schlimmsten Fall sogar tödlich sind.

Zu den positiven Auswirkungen gehört der kurzfristige Energieschub, den der Körper – vor allem das Gehirn – durch den Zucker bekommt. Da die kurzkettigen Kohlenhydrate besonders schnell ins Blut gelangen, stehen sie dem Körper als Energiequelle rasch zur Verfügung. Somit ist dieser Nährstoff für eine erhöhte geistige und körperliche Leistung verantwortlich – allerdings nur kurzfristig. Ein weiterer positiver Effekt ist die Ausschüttung von Glücksgefühlen, die die Aufnahme von Zucker auslöst. Durch die Aktivierung des Belohnungszentrums im Gehirn steigt der Serotoninspiegel. Gleichzeitig sinkt der Cortisollevel, was einen stresslindernden und beruhigenden Effekt hat. Da die Nervenzellen durch die Stimulierung mit Zucker eine höhere Aktivität erreichen, werden diese positiven Gefühle noch intensiver wahrgenommen, weswegen es stimmt, dass Zucker (kurzfristig) das Wohlbefinden steigert.

Zucker erfüllt sämtliche Kriterien von Suchtmitteln und weist sogar einige Gemeinsamkeiten mit Drogen und Alkohol auf – das hohe Suchtpotential erklärt somit, warum viele Menschen nicht „Nein" zu Zucker sagen können, obwohl sie wissen, dass er sich negativ auf ihre Figur und ihre Gesundheit auswirken wird.

Das Hauptproblem, das der Zucker im Körper induziert, ist der automatische Ausstoß von Insulin. Dieses Masthormon sorgt dafür, dass mehr Fett eingelagert wird, sodass Übergewicht und sämtliche

Folgeerkrankungen begünstigt werden. Eine ganz besondere Gefahr stellt Fruktose dar, die beispielsweise in Limonaden oft Einsatz findet. Da diese ausschließlich in der Leber verstoffwechselt wird, drohen eine Fettleber, Insulinresistenz und Diabetes mellitus. Außerdem kann Fruktose nicht zur Energiegewinnung eingesetzt werden, sondern wird direkt in die körpereigenen Fettdepots verfrachtet. Fruktose als auch Glukose sorgen außerdem dafür, dass der Ausstoß vom Sättigungshormon Leptin verringert wird und gleichzeitig die Konzentration des Hunger-Hormons Ghrelin steigt – optimale Bedingungen für eine höhere Nahrungsaufnahme und folglich Übergewicht.

Zu den Krankheiten, deren Entstehung durch einen hohen Zuckerkonsum begünstigt werden, zählen unter Anderem die, die zum metabolischen Syndrom gezählt werden: Bluthochdruck, erhöhte Blutfettwerte, Insulinresistenz und Arteriosklerose. Letztere führt in fortgeschrittenen Stadien häufig zu Gefäßverschlüssen, die im Falle eines Herzinfarkts oder Schlaganfalls häufig tödlich enden. Auch die Entstehung von Diabetes mellitus wird durch Zucker gefördert, da der hohe Insulinausstoß auf Dauer zu Insulinresistenz führt. Eine weitere sehr problematische Erkrankung in der westlichen Welt ist Krebs – die mutierten Krebszellen ernähren sich am liebsten von Zucker. Dieser bringt sie dazu zu wachsen und sich über den ganzen Körper hin auszubreiten. Das Masthormon Insulin verstärkt diesen Effekt, was Zucker zu einer der Substanzen macht, die Krebs am stärksten fördert. Weiters problematisch sind die Einschränkungen in der Fruchtbarkeit von Mann und Frau, die durch hohen Zuckerkonsum entstehen. Bei beiden Geschlechtern werden weniger Sexualhormone produziert, in den weiblichen Eierstöcken reifen befruchtungsunfähige Eier heran und die männlichen Spermien nehmen an

Anzahl und Qualität drastisch ab – eine schlechte Kombination, um sich fortzupflanzen. Neben vielen weiteren, weniger epidemischen Krankheiten gilt es noch die Zahngesundheit zu erwähnen: da Zucker die beste Nahrungsquelle für die Bakterien im Mundraum ist, korreliert Zuckerkonsum stark mit Karies und Zahnverlust.

Auch die Effekte auf Kinder und deren schulische Leistungsfähigkeit sind nicht irrelevant: der Zuckerkonsum in der Schule sollte auf einem Minimum bleiben, da die großen Blutzuckerschwankungen negative Effekte auf die Leistungsfähigkeit haben. Bei kurzfristigen Konzentrationsschwierigkeiten kann eine kleine Gabe Zucker hilfreich sein, jedoch ist es sinnvoller, generell auf komplexe Kohlenhydrate zurückzugreifen.

Das von der WHO empfohlene Tagesmaximum an Zucker von 50g wird kaum eingehalten – durchschnittlich verzehren wir fast die doppele Menge davon. Anhand der Erkenntnisse, welche gesundheitlichen Schäden dies anrichten kann, gilt es nun, diese Mengen zu reduzieren. Das ist hauptsächlich eine individuelle Konsumentscheidung. Jedoch dürfte eine Kombination aus Aufklärung durch Lehrkräfte oder medizinisches Personal, der Vorbildfunktion von Eltern gegenüber den Kindern und politischer Entscheidungen eine geeignete Strategie zur Senkung des allgemeinen Zuckerkonsums darstellen. Eine baldige Umsetzung ist wichtig, denn: *Zucker macht mir Angst.*

7 Literaturverzeichnis

AGES. (08. 04 2019). *WHO Zucker Empfehlungen.* Abgerufen am 14. 05 2019 von AGES: https://www.ages.at/themen/ernaehrung/who-zucker-empfehlungen/

Baumann, B. (07 2019). Süßes Gift. (O. Gebietskrankenkassa, Hrsg.) *FORUM Gesundheit*, S. 4-7.

Brehm, K. (16. 09 2014). *Werbeslogans: Coca-Cola bringt den Zeitgeist auf den Punkt.* Abgerufen am 12. 05 2019 von Coca-Cola-Deutschland: https://www.coca-cola-deutschland.de/zeitgeist-auf-den-punkt-gebracht-coca-cola-werbeslogans

Caven, J. (2016). *Ernährung mit Plan.* Norderstedt: Books on Demand.

Coy, J. (2019). *Fit mit Zucker: Mit den richtigen Zuckern die Zellalterung stoppen, das Gehirn fit halten, die Gefäße schützen und die Fettverbrennung anschalten.* München: Gräfe und Unzer Verlag.

DAG, DDG, DGE. (2 2019). Quantitative Empfehlung zur Zuckerzufuhr in Deutschland. *Ernährungs Umschau*, S. 26-34.

Elmadfa, I. (2019). *Ernährungslehre* (Bd. 4. Auflage). Stuttgart: utb.

Grimm, H. U. (2013). *Chemie im Essen. Lebensmittel-Zusatzstoffe. Wie sie wirken, warum sie schaden.* München: KNAUR Taschenbuch Verlag.

Grimm, H. U. (2015). *Die Kalorienlüge. Wie uns die Nahrungsindustrie dick macht.* München: KNAUR Taschenbuch Verlag.

Hofmann, L. (11-12 2015). Bedeutung von Kohlenhydraten für Ernährung und Gesundheit. *Ernährung im Fokus,* S. 320-325.

Kast, B. (2018). *Der Ernährungskompass: Das Fazit aller wissenschaftlichen Studien zum Thema Ernährung - Mit den 12 wichtigsten Regeln der gesunden Ernährung.* München: C. Bertelsmann Verlag.

Kiefer, I., & Ekmekcioglu, C. (2014). *Fitness geht durch den Magen. Wie Ernährung unsere geistige und körperliche Leistung beeinflusst.* Wien: braumüller.

Klotter, C., & Endres, E.-M. (1-2 2015). Macht Essen süchtig? - Essen als Droge. *Ernährung im Fokus,* S. 6-11.

Lustig, R. (2016). *Die bittere Wahrheit über Zucker: Wie Übergewicht, Diabetes und andere chronischen Krankheiten entstehen und wie wir sie besiegen können.* München: riva Verlag.

Mosetter, K., Simon, W., Cavelius, A., & Ilies, A. (2016). *Zucker - der heimliche Killer: Mit dem 4-Schritte-Entwöhnungsprogramm raus aus der Zuckersucht.* München: Gräfe und Unzer Verlag.

Müller-Jung, J. (23. 09 2019). Der Superschurke Zucker und seine Kräfte. *FAZ*. Abgerufen am 01. 09 2019 von https://www.faz.net/aktuell/feuilleton/familie/wie-erklaere-ich-s-meinem-kind/kindern-erklaert-warum-zucker-schaedlich-ist-14449280.html

OÖ Gebietskrankenkasse. (01. 04 2018). *Richtig essen von Anfang an*. Von OÖGKK: https://www.ooegkk.at/cdscontent/load?contentid=1000 8.575353&version=1525847631 abgerufen

Schlieper, C. (2017). *Ernährung heute* (Bd. 16. Auflage). Hamburg: Verlag Dr. Felix Büchner - Handwerk und Technik GmbH.

Schneider, F. J. (2008). *Gehirn, Gesundheit, Gymnásion. zur zerebralen Leistungsförderung in Schule und Sport*. Göttingen: Cuvillier Verlag.

Simchen, H. (2007). *Die vielen Gesichter des ADS: Begleit- und Folgeerkrankungen richtig erkennen und behandeln*. Stuttgart: W. Kohlhammer.

Yudkin, J., & Lustig, R. (2018). *Pur, weiß, tödlich: Warum der Zucker uns umbringt - und wie wir das verhindern können*. Lünen: systemed Verlag.